DES

CAUSES D'ERREUR DANS LES EXPERTISES

RELATIVES AUX

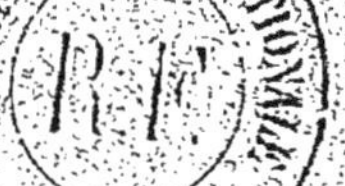

ATTENTATS A LA PUDEUR

MÉMOIRE LU A LA SOCIÉTÉ DE MÉDECINE LÉGALE

PAR LE DOCTEUR

P. BROUARDEL

Professeur de médecine légale à la Faculté de Médecine.

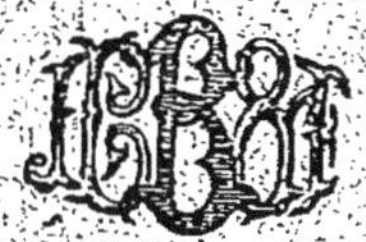

PARIS

LIBRAIRIE J.-B. BAILLIÈRE ET FILS
19, rue Hautefeuille, près du boulevard Saint-Germain.

1883

DES

CAUSES D'ERREUR DANS LES EXPERTISES

RELATIVES AUX

ATTENTATS A LA PUDEUR

DES

CAUSES D'ERREUR DANS LES EXPERTISES

RELATIVES AUX

ATTENTATS A LA PUDEUR

MÉMOIRE LU A LA SOCIÉTÉ DE MÉDECINE LÉGALE

PAR LE DOCTEUR

P. BROUARDEL

Professeur de médecine légale à la Faculté de Médecine.

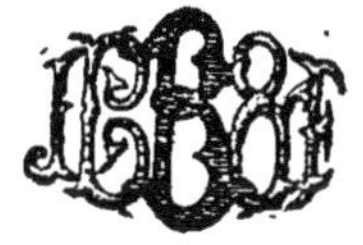

PARIS

LIBRAIRIE J.-B. BAILLIÈRE ET FILS

19, rue Hautefeuille, près du boulevard Saint-Germain.

1884

DES CAUSES D'ERREUR DANS LES EXPERTISES

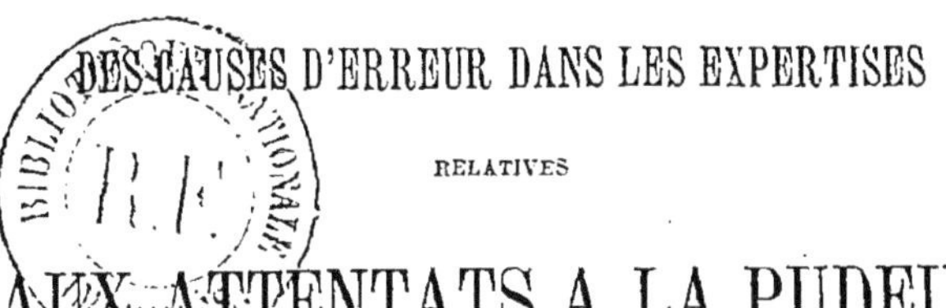

RELATIVES

AUX ATTENTATS A LA PUDEUR

Vous n'avez pas perdu, messieurs, le souvenir d'une communication faite à l'Académie de médecine par M. Alfred Fournier, sur la *simulation d'attentats vénériens sur de jeunes enfants* (1). Dans cet important travail, notre collègue dévoilait des faits de honteux chantage, qui avaient servi de base à des inculpations criminelles. Je désire appeler votre attention sur des cas beaucoup plus fréquents, dans lesquels la simulation n'existe pas, mais qui n'en ont pas moins une extrême gravité, par suite d'un enchaînement presque fatal de circonstances dont le talent du médecin devrait rompre à temps la continuité ; malheureusement cette autorité fait trop souvent défaut; ou plutôt le médecin suit sur les indications de la famille n'osant pas ou ne sachant pas se prononcer à temps sur la valeur des lésions qui siégent sur les organes génitaux des petites filles.

(1) Séance de l'Académie de médecine, 26 octobre 1880. — *Annales d'hygiène et de médecine légale* 1880. Troisième série, t. IV. p. 408

I. — Pour comprendre comment des parents de bonne foi peuvent, avec la complicité de bonne foi également, mais ignorante d'un médecin, porter contre un homme une accusation déshonorante, il suffit de suivre pas à pas comment naît d'ordinaire une accusation d'attentat à la pudeur. Ce récit est de tous les temps, MM. Pénard et Fournier l'ont emprunté à Astley Cooper, je ne puis mieux faire que de le reproduire (1). Le chirurgien anglais signale la fréquence des écoulements vulvaires chez les petites filles et il ajoute : « De temps à autre il arrive qu'une femme impressionnable « s'alarme à la découverte d'un tel écoulement et qu'elle « soupçonne son enfant d'avoir mal agi. Elle va trouver « un médecin qui, par malheur, peut ne pas connaître cette « maladie et qui déclare que l'enfant a un écoulement « vénérien... Qu'arrive-t-il en pareille circonstance ? C'est « que la mère demande à l'enfant : « Qui a joué avec vous ? « Qui vous a pris sur ses genoux récemment ? » L'enfant « répond dans son innocence : « Personne, mère, je vous « assure. » La mère reprend alors : « Oh ! ne dites pas de « pareils mensonges, je vous fouetterai si vous continuez. » « Et alors l'enfant est amenée à confesser ce qui n'est « jamais arrivé, pour se sauver du châtiment. Elle dit enfin : « Un tel m'a pris sur ses genoux. » L'individu est ques- « tionné et nie énergiquement. Mais l'enfant croyant aux « menaces de sa mère, persiste dans son dire ; l'homme est « conduit en justice ; un médecin, qui ne connaît pas bien « l'écoulement dont je parle, donne son témoignage et « l'homme est puni pour un crime qu'il n'a pas commis. »

Astley Cooper conclut en disant : « J'ai vu de tels cas plus « de trente fois dans ma vie. Et je puis vous assurer que « nombre de gens ont été pendus par suite d'une pareille « erreur. »

(1) Astley Cooper, *Surgical Lectures*. (*The Lancet*, 1824, t. III-IV, p. 275).

En France, sauf la pendaison, ce qui était vrai, il y aura bientôt un siècle, l'est encore aujourd'hui.

L'avertissement donné par Astley Cooper à ses confrères est resté sans profit, celui de M. Fournier n'a pas été plus utile. Et pourtant notre collègue avait rappelé les opinions émises par MM. Toulmouche (1), Tardieu (2), Pénard (3). Je vous demande la permission de reproduire la phrase dans laquelle M. Pénard a résumé ce qui est l'absolue vérité en matière d'expertises dans les questions d'attentats à la pudeur.

« Les occasions en médecine légale, dit notre collègue, « sont très rares, où un médecin peut affirmer positivement « par des arguments absolus, décisifs, que tel effet a dû être « nécessairement, fatalement produit par telle cause. C'est « surtout pour les cas d'attentats à la pudeur, qu'il devra se « tenir dans une sage et prudente réserve. »

Malheureusement cette sage réserve est trop rare, et je tiens à signaler de nouveau à votre attention par quel courant presque irrésistible un homme peut se trouver frappé par une accusation déshonorante. Je me place volontairement en ce moment dans cette hypothèse, c'est que la mère et le médecin sont de bonne foi.

La sollicitude bien légitime de la mère est éveillée par l'inflammation qu'elle découvre chez sa fille, et dont la cause lui semble suspecte, elle pose une même question à sa fille et au médecin. Nous avons vu comment la fille induit sa mère en erreur. Il nous faut avouer que le médecin semble trop souvent ignorer les causes et la fréquence des vulvites des

(1) Toulmouche, *Des attentats à la pudeur et du viol. (Annales d'hygiène et de médecine légale*, 2e série, t. VI, 1856.)

(2) Tardieu, *Études sur les attentats aux mœurs*, 7e édition. Paris, 1878, p. 77.

(3) L. Pénard, *De l'intervention du médecin légiste dans les questions d'attentats aux mœurs*. J.-B. Baillière, 1860.

petites filles, les formes de la membrane hymen et son mode d'exploration. Ce médecin est lui-même de bonne foi et il délivre des certificats dont nous avons de nombreux modèles et dans lesquels il affirme que la vulvite est le fait de violences répétées, que la membrane hymen a complètement disparu, comme si cette membrane était une simple fumée, que l'intromission a été complète chez une petite fille de vingt-cinq mois ! ne tenant aucun compte même des possibles.

La petite fille seule a menti. C'est la mère qui, inconsciemment, lui a donné l'idée de ce mensonge, lui en a suggéré les principales circonstances. On répète fréquemment que la mère a fait la leçon à sa fille. En thèse générale, cette interprétation est fausse. La mère a fourni les bases de l'accusation, elle a, par ses questions, donné un semblant de vraisemblance à une histoire dont la petite fille comble facilement les lacunes. Lorsque celle-ci a ainsi forgé un conte, elle s'en imprègne et le plaisir qu'elle éprouve à jouer un rôle, à se voir entourée d'un intérêt plein de compsssion la rend inébranlable dans ses affirmations. On parle souvent de la candeur des enfants, rien n'est plus faux. Leur imagination aime à créer des histoires dont ils sont les héros. L'enfant se berce lui-même en se narrant des fantaisies qu'il sait fausses de tout point, mais où il joue tel ou tel personnage plus ou moins ressemblant aux personnages qu'il connaît ou aux personnages dont il a lu les exploits dans les livres qu'il a entre les mains.

Faites que cet enfant, aux propos duquel on ne prêtait d'ordinaire qu'une médiocre attention, trouve un auditoire, qu'avec une certaine solennité on écoute, on enregistre les créations de son imagination, il grandit dans son estime, il devient lui-même un personnage, et rien ne lui fera plus avouer qu'il a trompé sa famille et les premières personnes qui l'ont questionné. Son mensonge sera d'autant plus difficile à démasquer que l'enfant ment sans se laisser troubler par les invraisemblances qu'on relève dans son récit, il ne le rectifie pas, une fois la formule trouvée il la répète invariable ; et c'est cette fixité qui fait naître parfois l'idée qu'il récite une leçon apprise.

Combien de fois ne me suis-je pas amusé dans des cas semblables, à prendre des enfants de deux ans, trois ans, qui avaient contracté des vulvites dans des milieux où se trouvaient réunies de nombreuses petites filles. A mon tour, je leur demandais qui t'a fait cela? et lorsqu'elles hésitaient je leur suggérais un nom, celui d'un diplomate étranger, par exemple, elles disaient oui, c'est lui. Je revenais huit jours, quinze jours après, et sans hésitation elles me répétaient ce nom, elles ne l'avaient pas oublié.

Les deux premières causes d'erreur, en présence desquelles se trouve le médecin, sont donc l'état d'anxiété de la mère qui est convaincue que son enfant a été victime d'un attentat, et le mensonge de l'enfant qui, pour échapper à un châtiment immérité, a forgé une histoire dont on lui a fourni quelques têtes de chapitres ; si le récit est incomplet, on explique ses lacunes par l'innocence du jeune âge.

II. — Quelles sont les *règles d'expertise* auxquelles le médecin doit s'astreindre dans ses constatations pour échapper aux causes d'erreur qui l'entourent et qui sont d'autant plus captieuses que, je le répète à dessein, le récit de la mère est fait avec une bonne foi non douteuse ?

Il en est une première : le médecin doit fermer les oreilles et ouvrir les yeux avant de se former une conviction, puis il ne doit relater, dans son certificat, que les faits qu'il constate lui-même. L'écueil est pour lui dans le récit qu'il entend. S'il accepte la version maternelle, s'il en donne le résumé ou l'analyse dans son certificat, il empiète sans compétence sur le territoire réservé au juge d'instruction ou au commissaire de police chargé des premières constatations.

Il paraît accepter pour vraies ou établies des circonstances
dont l'enquête démontrera peut-être plus tard la fausseté, et
les constatations perdront ou sembleront perdre de leur valeur à cause de ces premices erronées.

Il est une deuxième règle à laquelle je n'attache pas une
moindre importance. Lorsqu'il découvre une lésion inflammatoire de la vulve, une érosion, une ulcération de cette région, il ne doit jamais se contenter d'un seul examen. La
marche de la lésion, les désordres secondaires qui peuvent
survenir, sa persistance ou la rapidité de sa guérison peuvent
seuls l'éclairer. S'il déclare nettement au juge d'instruction
qu'un second, un troisième examen sont indispensables pour
qu'il se fasse une conviction absolue, jamais le temps nécessaire ne lui sera refusé. S'il s'agit d'un simple certificat demandé par la famille, qu'il procède de même, ou s'il paraît y
avoir urgence, qu'il déclare dans ce certificat que la marche
de la maladie peut seule en dévoiler la nature, mais conclure
sur un examen unique est s'exposer soi-même à de graves
erreurs et risquer d'égarer la justice.

Une troisième règle d'expertise surprendra ceux qui ne
connaissent pas les difficultés des enquêtes dans les questions
d'attentats aux mœurs. Un médecin ne devrait se permettre
de donner un certificat sur l'existence de l'hymen, son intégrité, sur la nature des vulvites que quant il aurait acquis
de visu une expérience réelle. L'excuse ou plutôt la circonstance atténuante que les médecins invoquent lorsqu'ils ont
commis une erreur prouve que ce n'est pas là une ba-
nalité.

Il y a deux ans, j'étais appelé à déposer en cour d'assises
avec un jeune confrère. Il avait, dans son certificat, déclaré
que la membrane hymen d'une petite fille de huit ans avait
complétement disparu. Sur ce certificat la justice avait pour-
suivi. J'avais trouvé la membrane hymen intacte. L'inculpé
avouait avoir commis des attouchements. Malgré mon cer-

tificat, il n'y avait donc pas eu de non-lieu. Restait à déterminer la gravité des désordres, la réalité d'une intromission
ou son impossibilité. Après nous avoir mis en présence, le
président nous pria de procéder simultanément à un nouvel
examen, pratiqué séance tenante. Je montrai à mon collègue
cette membrane dont l'intégrité n'était pas douteuse. Nous
rentrons aux assises, mon confrère fait l'aveu complet et
loyal de son erreur. Le président lui demande comment il a
pu se tromper et mon jeune confrère répond, ce qui est absolument vrai pour la majorité des étudiants en médecine :
« M. le Président, je n'ai jamais vu de membrane hymen.
Dans les hôpitaux, lorsqu'on examine une femme, devant
les élèves, c'est qu'il y a une vaginite, une métrite et depuis
longtemps la membrane hymen n'existe plus. Si je m'étais
permis de rechercher comment est faite cette membrane sur
des jeunes filles non déflorées, j'aurais moi-même commis un
attentat à la pudeur. »

Ceci est la vérité. Mais nous avons le droit de dire à ces
confrères : sous un prétexte quelconque, si vous n'êtes pas sûr,
absolument sûr de vous, ne certifiez pas qu'une membrane
est intacte ou déchirée. La liberté et l'honneur d'un homme
sont au bout de cette phrase que vous écrivez si légèrement.

Voyons donc quelles sont les causes qui mènent les médecins à l'erreur dans les examens de l'hymen, et le diagnostic
des vulvites des jeunes enfants. J'aurai en vue surtout, dans
ces descriptions, les enfants au-dessous de dix ans, c'est à
cet âge que les difficultés sont les plus grandes.

III. — *De l'examen de l'hymen.* — Chez les petites filles,
surtout chez les plus jeunes, il faut savoir découvrir l'hymen
Vous connaissez, à ce sujet, les hésitations du père de la
médecine légale, en France, d'Ambroise Paré. Il en dénie
l'existence, recherche cette membrane, la trouve chez une
jeune fille de dix-sept ans, et enfin consulte les matrones, et il
ajoute : «Qu'il soit vray, j'en ai interrogué plusieurs pour savoi r

« où elles trouent la dite taye ; l'une disait tout à l'entrée
« de la partie honteuse, l'une au milieu et les autres tout au
« profond, au devant de la bouche de la matrice. Et voilà
« comment ces sages-femmes accordent leurs vielles » (1).

Où Ambroise Paré hésitait et se trompait, d'autres peuvent
errer. Sous le rapport de sa profondeur, la membrane hymen
occupe des places variables suivant l'âge et l'état d'embon-
point des petites filles. Chez celles qui sont dans la première
enfance, qui n'ont pas encore dépassé l'âgé de deux ou trois
ans, la membrane hymen est très profonde. En effet, dans le
tissu cellulaire qui double les grandes lèvres, comme dans
celui qui double la peau des bébés, se trouve déposée une
couche de graisse épaisse parfois de plusieurs centimètres,
dure, résistante, ne permettant pas d'écarter les lèvres sans
provoquer une certaine douleur.

Chez les petites filles bien portantes, de constitution lymphatique, grasses, cette situation persiste quelquefois des
années. Pour voir la membrane hymen, sans exciter la ré-
sistance de l'enfant, il faut une grande douceur et une certaine persévérance.

C'est chez ces petites filles grasses que les médecins déclarent volontiers que la membraue hymen a *complétement
disparu*, comme si cette membrane se perdait comme une
pièce de monnaie, qui ne laisse aucune trace de sa présence
dans le porte-monnaie qui l'a renfermée. Cette affirmation
est d'autant plus incompréhensible que pour rompre cette
membrane il faudrait que le corps entrant, s'il est mousse
comme la verge, put pénétrer dans le conduit qu'elle ferme,
or ce conduit n'a pas la largeur d'une plume d'oie. Aussi
lorsqu'un de ces certificats vous passera sous les yeux, vous
pourrez hardiment déclarer que le médecin n'a pas vu la
membrane hymen.

(1) A. Paré, *Œuvres*, édition Malgaigne. Paris, 1840. T. II, p. 748.

Chez les petites filles maigres, au contraire, chez celles dont l'enbonpoint a disparu par la maladie, la misère ou toute autre cause, les grandes lèvres existent à peine. Lorsqu'on fait écarter les cuisses, les grandes lèvres se séparent entraînant les petites, et en exagérant légèrement cet écartement avec les doigts, on voit la membrane hymen placée, non pas superficiellement, mais à peine à une profondeur de un centimètre.

Vous voyez que les sages-femmes dont parle Ambroise Paré, auraient eu plus de peine qu'il ne pensait à accorder leurs vielles.

La forme de l'hymen n'est pas moins variable. Elle semble subir, par le seul progrès de l'âge, des modifications spéciales. Chez les enfants nouveau-nés que nous avons à examiner, dans les cas d'infanticide présumé, presque toujours l'hymen a une forme labiée. Une fente antéro-postérieure sépare les deux valves, allant depuis le bulbe du vagin en avant jusqu'à la partie postérieure. Mais en ce point la membrane n'est pas divisée jusqu'à la muqueuse vaginale, elle forme un repli dont la longueur est de deux à trois millimètres. Les bords latéraux, parfois assez développés, peuvent former comme une troisième paire de lèvres.

Ayant pour but d'indiquer les variations de forme qui peuvent induire les médecins en erreur, je ne signalerai que celles qui causent des difficultés de diagnostic au point de vue de l'intégrité spéciale de cette membrane.

En première ligne, je signale l'existence sur les deux valves de l'hymen de plicatures. Il semble que ces valves soient trop longues et elles se plissent comme l'orifice d'une bourse fermée par une coulisse. Chacun de ces replis présente des lignes saillantes séparées par un sillon. Ceux-ci peuvent être de chaque côté au nombre de un, deux, parfois on en compte une dizaine. Dans ce cas l'orifice de l'hymen est facile à dilater sans qu'il se produise de déchirure. L'absence de rupture chez ces jeunes filles de 12 à 15 ans ne prouve pas qu'un coït complet n'a pu avoir lieu. C'est dans des cas analogues que M. Budin a noté la fréquence de la persistance de la membrane hymen intacte au moment de l'accouchement, treize fois sur soixante-quinze primipares. Il faut éviter de prendre ces sillons naturels pour des déchirures anciennes.

Je tiens à noter une forme très habituelle de ces membranes labiées. Il n'y a qu'un sillon placé à la partie postérieure de la membrane hymen. Il n'occupe pas exactement la ligne médiane. Il est formé par le passage de la partie postérieure de la lèvre hymenéale gauche en avant de la lèvre hymenéale droite. Il y a là un entrecroisement analogue à celui des piliers du diaphragme, et de cette position sur des plans différents résulte un sillon qui entre obliquement dans l'orifice de l'hymen en se dirigeant d'arrière en avant et de droite à gauche.

Dans ce premier type la membrane hymen est en général assez épaisse, son bord libre est arrondi, elle est souple. Les bords peuvent se froncer, former des replis, des sillons. Ceux-ci sont souvent pris par des médecins peu experts pour des déchirures anciennes. Telle est l'erreur grave dont il faut être prévenu. Une erreur en sens inverse est possible, la souplesse de la membrane chez les jeunes filles nubiles rend possible l'introduction d'un pénis en érection sans que la membrane soit déchirée, surtout si le coït est consenti. Il n'est donc pas absolument permis d'affirmer que la jeune fille n'est pas déflorée.

Le second type de l'hymen, dont je veux vous parler, expose à des erreurs dont l'origine est différente. Vous connaissez tous l'hymen en forme de croissant ; il semble dériver du précédent et n'arriver à cette forme définitive que chez les petites filles de cinq à six ans. Quand il est bien développé, que l'orifice est étroit, aucune erreur n'est possible, mais il arrive souvent que les branches du croissant, qui vont s'insérer plus ou moins près de la colonne antérieure du vagin, subissent des arrêts de développement. Le bord libre présente alors des encoches. Deux de ces encoches sont fréquentes, elles occupent à peu près symétriquement en général, les branches du croissant à l'union de leur tiers antérieur avec les 2/3 postérieurs. Ces encoches ont parfois deux ou trois millimètres d'étendue. Dans quelques cas il existe une seule encoche sur l'une des branches, l'autre est intacte.

Dans d'autres cas plus rares, au lieu de deux encoches, on en trouve quatre naturelles, placées deux symétriquement en arrière à l'union du tiers postérieur et des deux tiers antérieurs, les deux autres comme ci-dessus. Si bien que la membrane hymen est formée en définitive par une saillie postérieure médiane, deux saillies moyennes latérales et deux petites saillies antérieures.

Le siège de ces encoches, l'intégrité de leur bord libre lorsqu'on les déplisse permet rapidement à un œil prévenu de faire la distinction entre un arrêt de développement naturel et des déchirures accidentelles.

Enfin, il est un troisième type qui peut embarrasser les médecins peu habitués à ce genre de recherches. Vous vous souvenez tous de l'excellent mémoire de notre collègue M. le docteur Delens, dans lequel il a décrit les hymens à deux orifices symétriques (1). Ces orifices sont placés sur les parties latérales d'une bride médiane, allant de la colonne antérieure du vagin à sa partie postérieure. Cette bride a une épaisseur quelquefois assez considérable pour que l'on ait été obligé de la couper pour rendre le coït possible. Mais souvent et probablement beaucoup plus souvent elle n'existe plus que dans ses vestiges. Sa partie médiane a disparu, elle n'est plus représentée que par une petite saillie ou par deux pe-

---

(1) Delens, *Annales d'hygiène publique et de médecine légale*, 2º série, t. XLVII, p. 493.

tites saillies ou languettes médianes partant l'une de la partie antérieure, l'autre plus persistante d'habitude partant de la partie médiane postérieure. De chaque côté de cette languette mobile, flottante, parfois assez longue se trouvent deux encoches profondes qui la séparent des autres parties de la membrane hymen. On conçoit que des médecins aient pu dans quelques cas mal interpréter une disposition qui présente de grandes analogies avec l'une des formes habituelles des déchirures de l'hymen : lambeau médian postérieur séparé par deux déchirures des autres parties de l'hymen.

Je m'arrête sans avoir épuisé les causes d'erreur. Je voudrais pourtant en signaler encore deux. Dans l'une d'elles, que j'ai noté une fois, un chancre avait rongé l'extrémité libre d'un des lambeaux d'un hymen déchiré.

L'ulcération s'était également développée sur le sommet du lambeau opposé. Quand ces ulcérations se cicatrisèrent, les deux lambeaux se soudèrent par leur partie ulcérée, c'est-à-dire par leur sommet, et laissèrent ouverte la partie profonde de la déchirure, de sorte que l'hymen avait deux orifices médians, l'un antérieur, ancien, l'autre postérieur, résultant de la déchirure.

Enfin on peut, dans certains cas, croire à l'intégrité de l'hymen, alors qu'il a été déchiré. Vous savez que l'on professe volontiers que, une fois déchirée, la membrane hymen voit ses lambeaux se cicatriser séparément, la déchirure serait donc définitive. Un exemple nous a prouvé, à mon excellent collègue Laugier et à moi que, si telle est la règle, elle supporte des exceptions. L'un de nous avait été commis pour examiner une jeune fille de quatorze ans. Il la voit quatre jours après le viol. La membrane hymen était déchirée sur une étendue de deux à trois millimètres. Le juge d'instruction ignorant qu'un expert était déjà commis en désigna un nouveau. Celui-ci voit la jeune fille onze jours après l'attentat. Il constate l'intégrité de la membrane hymen.

La discordance de nos deux rapports oblige le juge d'instruction à nous désigner tous deux pour revoir la jeune fille.
Le troisième examen, trente-cinq jours après l'attentat, nous
montra que la rupture notée dans le rapport du premier
expert était cicatrisée de telle façon que les deux lambeaux
étaient soudés, que le bord de la membrane en croissant ne
présentait aucune encoche. Mais dans le lieu où le premier
expert avait noté une déchirure, une ligne cicatricielle
blanche, apparente, tranchait par sa couleur sur la teinte
rosée des autres parties de l'hymen. Cette cicatrice avait
échappé au deuxième expert parce que pendant les premiers
temps la cicatrice était rouge et non blanche, et que sa couleur ne la rendait pas apparente.

Disons un dernier mot sur la façon dont l'expert doit procéder à *l'examen de l'hymen*. Une fois que la jeune fille est
placée sur un lit, les jambes écartées, il faut se souvenir que
la membrane hymen se trouve déjà un peu tirée latéralement.
Quand nous la trouvons absolument tendue dans les formes,
en croissant principalement, il est évident qu'il y a en ce
moment par la position prise une tension anormale. Si on
fait rapprocher les cuisses on voit en effet que cette membrane hymen se replie et que la valve postérieure s'abaisse
en laissant à l'orifice une plus grande dimension et une plus
facile distension. Ceci est vrai surtout pour les filles âgées
de plus de douze ans, au-dessus de cet âge le déplissement
se fait moins bien. Pour l'obtenir il faut, avec les doigts,
écarter les grandes et petites lèvres, quelquefois faire
pousser ou tousser l'enfant.

Puis, pour s'assurer que la membrane hymen est intacte,
il faut passer derrière elle soit l'extrémité du doigt si la
dimension de l'orifice le permet, soit l'extrémité d'une sonde
mousse. Ce n'est qu'après avoir fait disparaître les divers
plis que l'on peut affirmer que les sillons décrits plus haut
ne sont pas d'anciennes cicatrices.

Il est bien entendu que ces recherches doivent être conduites avec une extrême douceur, sans provoquer de douleur, après avoir obtenu de l'enfant une assez grande confiance pour qu'elle ne fasse pas à l'improviste quelque mouvement brusque. Il ne faut pas renouveler le fait rapporté par Liman, dans lequel, à la suite de manœuvres maladroites de l'expert, on ne put décider si la déchirure existait déjà avant l'exploration ou avait été produite par elle.

L'expert n'oubliera pas que la présence d'une déchirure de la membrane hymen ne veut pas dire nécessairement qu'il y a eu coït accompli, mais qu'un certain nombre de ces déchirures sont produites dans les attentats à la pudeur par l'extrémité unguéale du doigt d'une main étrangère. Il en est notamment ainsi chez les toutes jeunes filles.

IV. — *Des vulvites.* — Dans son *étude sur l'intervention du médecin légiste dans les questions d'attentats aux mœurs* M. le Dr L. Pénard déclare tout d'abord qu' « une des grandes « difficultés de l'expertise, tous les praticiens sont d'accord « sur ce point, est de décider la véritable nature de l'écoulement dont un enfant ou une jeune fille est atteinte. » Il conclut en disant : « L'expert ne saurait se prononcer avec « trop de circonspection sur la nature des écoulements et « des excroissances dont les organes sexuels peuvent être le « siège. »

Ce n'est certes pas pour combattre cette opinion de mon collègue, que j'ai entrepris cette étude. Mais au contraire pour l'appuyer, pour demander à tous les membres de la Société de faire leurs efforts pour qu'elle parvienne à pénétrer dans l'esprit de leurs élèves. Depuis un siècle tous les médecins légistes insistent sur les erreurs commises par leurs confrères peu habitués aux expertises médico-légales. Mais jusqu'à ce jour en Allemagne, en Angleterre, en France la même ignorance des faits semble persister.

Une première *règle d'expertise* s'impose au médecin légiste, lorsqu'il constate une inflammation ou des ulcérations des organes génitaux d'une petite fille, il ne doit pas conclure sur un seul examen, après une seule visite.

Nous avons dit plus haut qu'une erreur d'interprétation des parents ou leur mauvaise foi crée, pour le médecin légiste, une première cause d'erreur, lorsque la justice demande de préciser la nature d'une inflammation des organes génitaux d'une petite fille. Il en est de même lorsqu'au lieu d'une inflammation simple, catarrhale ou purulente, les organes génitaux externes sont le siège d'ulcérations. Si les unes sont toujours le résultat de la contagion, chancre simple ou induré, d'autres peuvent naître spontanément, telles sont les ulcérations herpétiques.

Or, le diagnostic de la vulvite catarrhale ou purulente spontanée, de la vulvite traumatique et de la vulvite blennorrhagique est extrêmement difficile ; il en est de même des diverses ulcérations entre elles. On n'arrive le plus souvent à faire un diagnostic certain qu'en pratiquant plusieurs visites et en suivant la marche de la maladie. Certes, en pratique ordinaire, alors qu'aucune conséquence judiciaire ne résulterait de son diagnostic, un médecin demanderait bien souvent à revoir sa malade avant de porter un jugement définitif sur la nature de la maladie : le médecin expert doit agir de même, et rien ne serait plus imprudent qu'une décision prématurée. Que l'on se rappelle enfin que la blennorrhagie a une période d'incubation, qu'il en est de même du chancre simple et du chancre induré, que les ecchymoses profondes n'apparaissent qu'après quelques jours, et on comprendra à combien de causes d'erreur un examen unique expose nécessairement l'expert. Un examen tardif permettra aux ecchymoses, aux érosions de disparaître, un seul examen pratiqué dans les premiers jours qui suivront l'attentat précèdera le début d'une blennorrhagie ou l'apparition de chancres mous ou infectants. Il suffira d'ailleurs au médecin d'avouer ces motifs au juge d'instruction pour que celui-ci en comprenne la valeur. Nous avons bien souvent eu l'occasion de constater que la cause vraie des erreurs commises par quelques médecins, dans des expertises de cet ordre, était simplement la crainte de passer pour ignorants ou du moins pour inexpérimentés. Ils affirment trop tôt, pensant que leur hésitation ferait suspecter leur savoir. Ils doivent se souvenir, au contraire, et déclarer au besoin, ainsi que cela est exact, que bien souvent, dans la pratique des hôpitaux ou de la clientèle leurs maîtres les plus célèbres, les spécialistes les plus autorisés hésitent huit et quinze jours en présence de cas dans lesquels pourtant les causes d'erreur sont moindres, car la simulation ou la mauvaise foi ne sont pas à suspecter autant dans la pratique de la ville qu'en médecine légale.

Ainsi, lorsque l'expert trouve une lésion inflammatoire ou ulcéreuse des organes génitaux d'une petite fille, il doit, dans l'immense majorité des cas, ne faire un diagnostic et ne poser des conclusions qu'après avoir suivi la marche de la maladie. Il agirait ainsi en ville, qu'il agisse de même dans ses expertises, car sa décision peut avoir des conséquences encore plus graves.

A. *Des inflammations non ulcéreuses de la vulve.* — a. *Vulvite spontanée.* — Elle est très fréquente chez les petites filles lymphatiques, surtout pendant la dentition et au moment où s'établit la fonction menstruelle. De plus, « généra-
« lement les victimes des attentats aux mœurs appartien-
« nent à une classe où l'hygiène, dans toutes ses règles,
« n'est rien moins que scrupuleusement observée ; il en
« résulte que les organes sexuels sont le siège d'une grande
« malpropreté qui entretient une irritation constante, laquelle
« produit par elle-même une sorte d'écoulement plus ou
« moins abondant, ou augmente ou multiplie les chances

« d'écoulement pathologique » (1). Elle présente deux formes, suivant qu'elle est chronique ou aiguë. Dans la vulvite chronique, l'écoulement est muqueux, muco-purulent, la rougeur de la muqueuse vulvaire n'est pas excessive, la douleur est peu marquée. Cette inflammation peut être accompagnée ou avoir été précédée par d'autres lésions scrofuleuses, impétigo du cuir chevelu, maux d'yeux, écoulements du conduit auditif externe, adénopathies, etc.

Mais ces vulvites d'origine lymphatique revêtent parfois une forme aiguë, soit pendant le cours d'une vulvite chronique, soit en dehors de toute inflammation antérieure. Dans la forme aiguë, les organes génitaux externes sont souillés par du muco-pus ou par du pus blanc ou jaune verdâtre ; la rougeur des diverses parties est intense, elle peut envahir la partie supérieure de la région interne des cuisses et la marge de l'anus ; l'orifice de l'urèthre est tuméfié, la miction est douloureuse, la marche est pénible. L'écoulement purulent gagne quelquefois le vagin et le pus sort par l'orifice vaginal. Pour moi, il est incontestable que cette vulvite spontanée peut prendre d'emblée ces caractères d'acuité excessive et présenter des caractères objectifs, identiques à ceux de la vulvite traumatique ou même blennorrhagique.

Elle est contagieuse et épidémique. Depuis 4 ans, j'ai eu à faire neuf expertises dans lesquelles l'inculpation avait pour base l'acuité des caractères de l'inflammation. Les petites filles avaient été placées, pendant la maladie de leurs mères, au dépôt des Enfants-Assistés, elles étaient entrées sans inflammation des organes génitaux et, après un séjour de deux ou trois semaines, elles étaient sorties avec une vulvite intense. Deux d'entre elles eurent en même temps une ophtalmie catarrhale double pour laquelle elles durent être soignées à l'hôpital Sainte-Eugénie. Toutes les neuf avaient

(1) Pénard p. 77.

été visitées par des médecins de la ville, et ceux-ci avaient déclaré que ces vulvites étaient, pour les unes, de cause traumatique, et pour les autres d'origine blennorrhagique. Or l'enquête démontra que, pendant les mois qui correspondaient au séjour de ces enfants à l'hospice des Enfants-Assistés, il régnait dans cet établissement une épidémie de vulvites catarrhales, et on sait que ces inflammations naissent, en effet, avec une singulière facilité lorsque les petites filles se trouvent réunies en grand nombre, surtout si elles sont lymphatiques, mal nourries, épuisées par la misère (1).

La spontanéité de ces vulvites isolées ou à forme épidémique n'a rien de plus surprenant que l'apparition d'inflammations catarrhales des conjonctives qui, elles aussi, sont souvent contagieuses et se développent sous forme d'épidémie de maison, dans les pensionnats, dans les asiles ou les prisons.

La vulvite chronique, d'autre part, présente parfois des explosions aiguës, en dehors de toute violence extérieure. Ne savons-nous pas que les inflammations scrofuleuses de la membrane pituitaire prennent assez souvent une intensité suraiguë sans qu'il soit possible de signaler une influence occasionnelle appréciable ?

Le professeur Lasègue (2) a décrit une forme particulière aux enfants lymphatiques d'érysipèle de la face, il est

---

(1) Dans son *Traité des maladies vénériennes* le Dr L. Jullien accepte cette opinion et il cite à l'appui un exemple emprunté à Dupuytren. « Dupuytren fut consulté au sujet d'une fille qui présentait depuis quelques jours un écoulement purulent, d'un jaune verdâtre, tachant fortement le linge, et d'une nature fort âcre ; la menstruation était douloureuse. Dupuytren diagnostiqua un cas d'inflammation catarrhale des organes génitaux, et prédit que très probablement dans la semaine, de nouveaux cas de même nature se présenteraient à lui. La prédiction se réalisa. » Jullien, *Traité pratique des maladies vénériennes*. Paris, 1879, p. 256.

(2) Lasègue, *Traité des Angines*. Paris, 1878, p. 148 et suiv.

à répétition, médiocrement fébrile ; il pourrait nous servir de type. Seulement, et probablement à cause d'une spécialité pathologique propre aux divers tissus, au lieu de prendre la forme érysipélateuse, ces inflammations vulvaires, comme les blépharites scrofuleuses, se bornent à subir des poussées variables d'intensité, mais qui modifient les caractères de la leucorrhée, en exagèrent l'intensité, et en font suspecter l'origine.

Tous les médecins ont donné des soins à de jeunes garçons ou à des adolescents atteints de balanoposthite. Ils savent que ces inflammations sont tantôt aiguës et guérissent complètement, d'autres fois sont d'emblée chroniques, mais exposées à subir des exacerbations aiguës. D'ailleurs, chez les jeunes garçons, la quantité des sécrétions et les caractères des sécrétions des muqueuses du gland et du prépuce sont soumises à de grandes variétés ; on ne saurait, d'après l'inspection, décider si une balanoposthite est spontanée ou provoquée par des attouchements. Il en est de même de la vulvite chez les petites filles, et il serait souvent impossible d'aller au delà d'une suspicion.

J'accorde volontiers que, chez les petites filles, prédisposées par leur lymphatisme, des attouchements personnels ou impersonnels, même peu intenses, provoquent ces inflammations des organes génitaux externes, j'accorde même que ce soit une de leurs causes les plus fréquentes, mais je me crois autorisé à affirmer que l'inflammation spontanée est loin d'être exceptionnelle et que ce n'est pas son intensité ou la soudaineté du début qui permettra à l'expert d'en nier la spontanéité.

b. Vulvite traumatique. — Nous désignons sous ce nom les vulvites qui résultent soit d'un attouchement unique et plus ou moins violent, soit les vulvites qui succèdent à des attouchements peu violents mais répétés que ceux-ci soient personnels ou impersonnels. — Les violences pratiquées sur les organes génitaux déterminent d'autant plus facilement des inflammations que la petite fille est plus jeune. Nous avons en vain cherché dans les auteurs des caractères distinctifs entre la vulvite traumatique et la vulvite spontanée. Lorsque les violences ont été assez vives pour produire des ecchymoses, des déchirures, l'origine de l'inflammation ne saurait être douteuse ; mais, il faut bien le savoir, ces cas sont de beaucoup les plus rares, et ordinairement l'expert ne constate qu'une inflammation de la muqueuse vulvaire, dont la valeur est extrêmement difficile à déterminer.

La marche fournit quelques indications pour le diagnostic. Le temps qui sépare le moment de l'application de la violence de celui du début de l'inflammation n'est pas toujours possible à préciser, parce que l'intervention médicale n'est que bien rarement sollicitée dans les premiers huit jours. On doit donc s'en rapporter aux commémoratifs fournis par les parents ou l'enfant ; on conçoit combien d'ordinaire ils sont vagues et suspects. Pour Casper et Liman, la blennorrhée mécanique s'établit de suite, tandis que les symptômes de la blennorrhagie sont précédés par une incubation de trois ou quatre jours. Mais nous devons faire remarquer que cette période latente échappe presque fatalement à l'examen direct, et que, si l'expert est obligé de baser son appréciation sur le moment de l'apparition de la douleur, alors même que la règle fournie par Casper et Liman serait absolument exacte, elle serait encore d'un faible secours pour le diagnostic. En fait, le moment où la douleur révèle aux parents qu'un attentat a été commis varie infiniment. Lorsque la violence est extrême, lorsque la contusion est violente, le maximum de l'intensité de la douleur suit l'acte immédiatement. Lorsque les attouchements ont été peu violents, la douleur due à la contusion s'éteint rapidement et elle ne reparaît que provoquée par le développement de l'inflammation.

C'est donc encore un diagnostic à établir pour chacun des faits. Dans un cas où l'attentat était avoué, et n'avait été commis qu'une fois par un homme de quarante-cinq ans sur une jeune fille de onze ans, nous vîmes l'enfant huit jours après l'attentat. Elle n'était pas déflorée, mais la vulve présentait tous les signes d'une vive inflammation, l'écoulement était verdâtre, purulent, mais non blennorrhagique. Or, le premier jour et le second jour rien ne révéla aux parents l'acte commis, le troisième jour ils grondèrent leur fille parce qu'elle portait toujours ses mains à ses parties génitales, le soir, la mère vit que le linge de sa fille était tâché, et le lendemain, quatrième jour, l'enfant accusa des douleurs en urinant et en marchant, on dut la garder à la maison. L'écoulement était devenue jaunâtre, il augmenta jusqu'au huitième jour. La vulvite était tout à fait guérie le dix-huitième jour, au moment de notre seconde visite.

Il est très rare que les dates soient établies d'une façon aussi précise, et je n'oserais pas formuler une règle, mais je crois pouvoir dire que la douleur provoquée par un traumatisme portant sur les organes génitaux a un maximum immédiatement après l'acte, puis qu'elle subit une nouvelle exaspération lorsque l'inflammation se développe. Or, celle-ci semble ne prendre toute son intensité que vers le troisième ou le quatrième jour.

La durée n'est pas moins variable. Chez une petite fille saine, bien soignée, elle dépassera rarement douze ou quinze jours. Chez une petite fille lymphatique, mal nourrie, peu soignée, elle pourra persister à l'état aigu beaucoup plus longtemps, et par conséquent emprunter quelques-uns des caractères de la vulvite blennorrhagique ; elle pourra aussi être le point de départ d'une de ces leucorrhées chroniques qui durent souvent pendant des années.

c. Vulvite blennorrhagique.—Les descriptions que nous avons données de la vulvite spontanée, de la vulvite traumatique, pourraient s'appliquer à la vulvite blennorrhagique. D'une façon générale, l'intensité de l'inflammation semble plus grande dans celle-ci, on note plus souvent de l'œdème des grandes lèvres, une saillie notable des glandes folliculeuses des petites lèvres, l'écoulement purulent est plus abondant, sa couleur plus verdâtre.

Mais il n'est aucun de ces signes qui ait une valeur absolue, qui ne puisse revêtir une intensité exceptionnelle dans la vulvite traumatique ou même spontanée. On en peut dire autant d'une remarque de Tardieu (1) : *La turgescence extraordinaire des vaisseaux répandus à l'entrée de la vulve et du vagin ;* ils offraient, dit-il, tout à fait l'apparence que présentent si fréquemment les veines de la verge gonflées et le prépuce turgescent chez les individus atteints d'une chaudepisse très aigue. »

L'ensemble de ces signes doit porter le médecin légiste à soupçonner la blennorrhagie, il ne saurait pourtant lui permettre de l'affirmer.

Nous attribuons beaucoup plus de valeur à la présence de l'uréthrite. Il est certain que les femmes atteintes de blennorrhagie n'ont pas toutes de l'uréthrite, mais il semble, d'après les auteurs, que l'uréthrite non blennorhagique soit bien rare. Dans un rapport médico-légal, à l'occasion d'une grave accusation d'attentat à la pudeur, M. Ricord dit (2) : « Il est un signe qui, sans être incontestable, a une grande valeur pour prouver qu'un écoulement a été transmis, c'est lorsque l'écoulement a pour siège l'urèthre. »

Cullerier, M. Rollet (3) déclarent que la « contagion est

(1) Tardieu, *Attentats aux mœurs*, 7ᵉ édition. 1878, p. 49.

(2) Ricord, *Consultation sur une accusation d'attentat à la pudeur*, par les docteurs Ricord et Baudry d'Evreux (*Ann. d'Hyg. publ. et de Méd. légale*, 1844, t. XXXII, p. 447).

(3) Rollet, *Dict. encyclop. des sc. méd.*, art. BLENNORRHAGIE, t. IX, 1868, p. 689.

absolument nécessaire pour le développement de l'uréthrite
chez les femmes. » M. Alph. Guérin conclut ainsi (1) : « Pour
me résumer, j'admets la possibilité de l'uréthrite simple chez
la femme, sans en avoir jamais constaté l'existence. »

 Nous croyons que cette opinion, adoptée également par
Tardieu et Toulmouche, est vraie pour la femme, dans les
termes où elle a été formulée par M. Ricord, « il est un
signe qui, sans être incontestable, a une grande valeur, etc. »
Pour les petites filles, nous croyons qu'il y a lieu de faire
encore plus de réserves. Casper et Liman ont vu l'uréthrite
succéder à des traumatismes ; nous avons fait la même observation, mais nous ajoutons que ces uréthrites traumatiques
des petites filles ne survivent pas à la période la plus aiguë
de la vulvite traumatique ou spontanée, tandis que lorsque
l'uréthrite est d'origine blennorrhagique, sa durée est
beaucoup plus longue.

L'uréthrite et sa durée sont donc des signes de grande
valeur, mais les meilleurs de tous sont certainement la marche et la durée totale de la vulvite elle-même. Tandis que
sous l'influence du traumatisme la vulvite acquiert son maximum d'intensité vers le troisième, quatrième ou cinquième
jour, puis s'atténue pour disparaître en quinze ou vingt jours
chez les petites filles bien portantes et bien soignées la vulvite blennorrhagique nous a toujours paru avoir une beaucoup plus grande durée dans les conditions où nous les
observions chez les jeunes filles soumises à notre expertise.
Le terme de quinze jours assigné par Zeissl à cette maladie,
est certainement trop court ; nous acceptons plus volontiers
l'opinion exprimée par M. Rollet (2). « Quand la blennorr-

(1) A. Guérin, *Maladies des organes génitaux externes de la femme*
Paris, 1864, p. 300.
(2) Rollet, *Dict. encyclop. des sc. méd.*, article BLENNORRHAGIE,
1868, t. IX, p. 685.

hagie de la femme est limitée à la vulve et qu'elle n'a qu'une intensité moyenne, elle guérit facilement. Après une période de progrès de un à deux septénaires, elle se met à décroître graduellement. Sous l'influence des seuls soins hygiéniques ou à l'aide d'un traitement simple, l'inflammation se calme peu à peu, l'écoulement diminue et la maladie se termine par résolution. » Il en est ainsi lorsqu'il n'y a pas de vaginite, d'uréthrite, ou aucun des accidents dont nous allons parler, mais surtout chez les jeunes filles mal soignées la durée est beaucoup plus longue et se compte non plus par semaines, mais par mois.

La blennorrhagie chez la jeune fille peut donner lieu à de graves complications : métrite, pelvipéritonite ainsi que l'a établi mon excellent maître M. Bernutz. Il est évident que ces accidents constituent des circonstances aggravantes, indirectes, mais que l'expert doit signaler.

J'ai eu l'occasion de faire l'autopsie d'une jeune fille morte d'une complication tellement rare, que je crois devoir en donner le résumé. L'inculpé avait la blennorrhagie, il avouait avoir eu avec cette jeune fille des rapports sexuels, il déclarait que ceux-ci avaient été répétés et consentis. Les derniers avaient eu lieu d'après lui, huit jours avant la mort. Celle-ci était survenue subitement, huit jours environ après que la jeune fille avait dû prendre le lit pour un œdème d'un des membres inférieurs. Nous trouvâmes à l'autopsie une embolie de l'artère pulmonaire détachée d'une thrombose de la veine iliaque gauche avec oblitération des veines du petit bassin, vaginite purulente et métrite. Voici les parties essentielles de cette observation :

Autopsie le 29 décembre 1881.

Le cadavre est celui d'une jeune fille âgée de 15 ans, grande, élancée. Le corps est d'une maigreur extrême, mais ne porte aucune trace de violence. Les seins sont à peine développés.

Le membre inférieur gauche est le siège d'un œdème très accusé et dur.

Tous les organes dont je ne parle pas en ce moment étaient sains.

Les bronches sont remplies de mucosités. Le poumon gauche présente quelques adhérences à la plèvre, mais il est sain. La base du poumon droit est légèrement congestionnée, il est le siège en un point d'un petit infarctus. On ne trouve pas de tubercules dans les poumons.

Le cœur est mou et flasque. Les valvules sont saines. On trouve un caillot rougeâtre mou dans le ventricule droit se prolongeant jusque dans l'artère pulmonaire. Après sa division, on trouve la lumière du tronc de l'artère pulmonaire gauche complètement obturée par la présence d'un caillot dur, fibrineux, granuleux présentant une section nette en arrière et une crête saillante en avant. Ce caillot, ou plutôt cette embolie, est beaucoup plus ancien que le caillot mou placé en arrière.

L'estomac, qui est sain, contient environ 200 grammes d'un liquide dans lequel on trouve des choux : il a une légère odeur de vin.

Le péritoine n'est le siège d'aucune inflammation.

Les organes génitaux sont normalement conformés. Le mont de Vénus porte quelques poils clairsemés.

La membrane hymen est largement déchirée. Sur sa partie inférieure gauche une déchirure profonde va jusqu'à l'insertion de cette membrane. Les lambeaux sont séparés et cicatrisés isolément.

L'anus ne présente rien d'anormal.

Le vagin assez large a perdu presque tout son épithélium et contient un liquide d'apparence purulente.

Le col de l'utérus est extrêmement rouge et desquamé. En pressant légèrement l'extrémité du col on fait sourdre un peu de pus.

L'utérus est vierge et très congestionné. Il contient à l'intérieur un petit caillot de sang mou et un peu de liquide d'apparence purulente.

Les ovaires sont sains, on y voit une vésicule de de Graaf récemment rompue.

La dissection des veines du membre inférieur gauche nous a montré que la veine iliaque de ce côté était bouchée dans toute son étendue ainsi que la veine crurale et les veines du membre inférieur par un caillot granuleux très adhérent à la tunique interne de la veine. Au niveau de son embouchure dans la veine cave inférieure ce caillot se termine brusquement par une surface de section nette, analogue à celle du caillot trouvé dans l'artère pulmonaire gauche. La veine iliaque interne est oblitérée par un caillot analogue ancien. Les troncs d'origine le sont également.

Conclusions. — 1. La mort de cette jeune fille a été le résultat de l'embolie qui a obstrué l'artère-pulmonaire gauche et interrompu le cours de la circulation.

2. Cette embolie s'est détachée du caillot qui oblitérait la veine iliaque primitive gauche et les veines du membre inférieur du même côté.

Cette thrombose des veines de ce membre avait déterminé l'œdème noté plus haut.

3. Cette jeune fille est déflorée, depuis un temps trop ancien pour que l'on puisse actuellement rechercher la date de la défloration.

4. Elle était atteinte d'une métrite et d'une vaginite purulentes.

5. La présence de caillots anciens dans les vaisseaux d'origine de la veine iliaque interne semble indiquer que le point de départ de cette oblitération veineuse a été la vaginite purulente.

Celle-ci aurait donc indirectement déterminé la mort de la fille R.

d. Plus particulièrement préoccupé des erreurs qui surgissent lorsque la victime supposée est une petite fille, je ne fais que signaler la fréquence des écoulements qui surviennent *dans le cours de la grossesse*. La couleur habituellement jaune verdâtre peut faire à tort soupçonner une blennorrhagie.

e. De quelques symptômes ou accidents communs aux diverses espèces de vulvite. — Nous n'avons pas signalé dans l'exposé précédent quelques phénomènes qui accompagnent parfois les diverses formes de la vulvite, le gonflement des ganglions inguinaux, l'inflammation de la glande vulvo-vaginale, parce que bien que plus spécialement observés dans la vulvite blennorrhagique, ils peuvent se montrer dans les autres variétés.

Chez les petites filles strumeuses, les ganglions inguinaux sont toujours volumineux, mais lorsqu'ils sont gonflés par un travail lent et ancien, ils sont durs, mobiles, ont leurs limites nettement arrêtées, la pression ne réveille pas de douleur; lorsque, au contraire, une inflammation récente les tuméfie, l'atmosphère celluleuse qui les entoure se gonfle, semble œdémateuse et cette tuméfaction dissimule leurs contours, il semble qu'on ne les sent plus qu'au travers d'une enveloppe œdémateuse. D'une façon générale leur tuméfaction est proportionnée à l'intensité de la vulvite beaucoup plus qu'à sa nature.

On peut dire qu'ils sont plus tuméfiés dans la vulvite de cause blennorrhagique, un peu moins dans celle qui succède à un traumatisme, et encore moins dans celle qui survient spontanément sous l'influence du lymphatisme et du mauvais état général. Mais c'est une appréciation qui correspond à l'ensemble des faits et qui subit de nombreuses exceptions sous l'influence de causes individuelles.

L'inflammation et la suppuration des glandes vulvo-vaginales ont été signalées surtout dans la blennorrhagie, mais on la rencontre parfois à la suite des excès de coït, surtout lorsque ceux-ci ont coïncidé avec l'écoulement menstruel.

B. *Des ulcérations de la vulve.* — Des ulcérations de diverse nature peuvent occuper les parties génitales des petites filles. Ce sont : le chancre induré, le chancre mou, les plaques muqueuses, les ulcérations herpétiques, ou les ulcérations superficielles dues à l'intensité d'une vulvite spontanée, traumatique ou blennorrhagique.

Nous ne décrirons pas les signes qui permettent d'établir le diagnostic du chancre induré et du chancre mou. Nous ne ferons qu'une remarque à propos de l'induration caractéristique du chancre infectant, c'est que cette induration n'a de valeur que lorsque l'ulcération n'a pas été cautérisée. Ajoutons d'ailleurs avec M. Alfred Fournier, contrairement à une opinion qui a cours dans le corps médical, que (1) « sans être absolument constante, l'induration du chancre syphilitique chez la femme est tellement habituelle, tellement commune que l'on peut taxer d'exceptionnels les cas où elle fait défaut. »

Si le chancre bien développé, quelle que soit sa variété, ou si les plaques muqueuses sont faciles à diagnostiquer, il n'en est pas de même des *érosions de la vulve*. Le chancre naissant, le chancre syphilitique, multiple, herpétiforme (2), l'herpès vulvaire ulcéré, sont des lésions d'une distinction très difficile et rien ne le prouvera mieux que les différents passages que je vais résumer d'après l'excellent livre de M. Alfred Fournier (3).

Peut-on reconnaître le chancre à sa période embryonnaire? Non, car il ne possède pas un seul caractère propre. C'est

(1) Fournier, *Leçons sur la syphilis chez la femme,* Paris, 1873, p. 137.

(2) Dubuc, *Variété clinique du chancre syphilitique.* (*Annales de Dermatologie et de Syphiliographie,* t. V, p. 241.)

(3) Alfred Fournier, *loc. cit.,* 8e leçon, p. 242 à p. 267.

une érosion ressemblant à toutes les érosions possibles. La seule réponse que l'on puisse faire à la personne qui vous consulte c'est « *il faut attendre.* » Lorsque le chancre prend ses caractères typiques ulcéreux il est assez facile à reconnaître, mais sous sa forme érosive ou exulcéreuse, le chancre risque surtout d'être confondu, soit avec une érosion simple, traumatique, inflammatoire ou autre, soit avec un herpès.

L'érosion simple se distingue de l'érosion du chancre grâce à deux signes : l'induration et l'adénopathie. Si celle-ci n'existe pas *après une ou deux semaines de début* de l'érosion, celle-ci n'est pas un chancre.

La seconde lésion avec laquelle le chancre érosif est le plus souvent confondu c'est l'herpès. « Ce diagnostic, il faut l'avouer, dit M. Fournier, est formulé d'une façon assez étrange dans la plupart de nos livres classiques, où il est dit à peu près ceci : Le chancre se distingue de l'herpès parce qu'il est constitué par une *ulcération*, tandis que l'herpès est une lésion primitivement *vésiculeuse*, s'offrant à l'examen sous forme, soit d'une série de petites vésicules groupées, soit plus tard d'érosions miliaires. C'est là, messieurs, presqu'une naïveté. Si l'herpès, en effet, consistait toujours en cela, (vésicules ou érosions miliaires) il ne serait jamais pris pour un chancre, et il n'y aurait que les aveugles en vérité qui pourraient se méprendre à des choses si dissemblables. Si donc, on le confond avec le chancre, et cela d'une façon journalière, c'est vraisemblablement qu'il se présente sous certaines formes qui s'éloignent de son type normal pour se rapprocher de la physionomie du chancre. C'est en effet ce qui a lieu.

« L'herpès susceptible d'être confondu avec le chancre, ce n'est ni l'herpès vésiculeux, ni l'herpès à érosions miliaires consécutives à la rupture de vésicules isolées ; c'est l'herpès *confluent*, formant des groupes, des bouquets d'érosions contiguës, lesquelles à un moment donné se réunissent, se fusionnent et aboutissent ainsi à constituer une érosion assez large, — c'est aussi l'herpès *creux* qui va au delà de l'épiderme, qui attaque superficiellement le derme comme le chancre. — c'est l'herpès *à longue durée* exigeant plusieurs semaines pour son évolution complète ; c'est encore l'herpès *solitaire*, forme assez rare, mais très réelle, constituée par une érosion unique, souvent assez étendue. — C'est, en un mot, l'herpès qui sous des formes diverses se rapproche assez du chancre pour avoir mérité la qualification significative d'*herpès chancriforme*, et qui, disons-le immédiatement, s'en rapproche au point en quelques circonstances, que de l'aveu des maîtres de l'art, de M. Ricord en particulier, il n'est pas de diagnostic possible à établir à première vue ou pendant un certain temps entre le chancre et lui. »

Les signes qui ont pour M. Alfred Fournier une certaine valeur sont les suivants : le plus habituellement l'herpès s'accompagne, soit avant son explosion, soit à son début, d'une excitation, d'une ardeur locale, d'un *feu*, tandis que le chancre est une lésion *aprurigineuse* par excellence. Ce signe basé sur un souvenir de la personne examinée aura bien peu de valeur pour l'expert. Les suivants sont plus significatifs :

1° *L'État des ganglions.* — Avec le chancre, adénopathie constante, indolente, dure, persistante et le plus souvent polyganglionnaire (pléiade). Avec l'herpès, le plus souvent pas de retentissement ganglionnaire, ou tout au plus tension subinflammatoire des ganglions.

2° *Etat de la base de la lésion.* — Avec le chancre, induration constante ou presque constante. Avec l'herpès, état souple de la base, ou tout au plus légère rénitence inflammatoire, qui ne donne pas aux doigts la sensation sèche, nette de l'induration spécifique.

3° *Tracé circonférenciel de la lésion.* — « C'est là, dit M. Fournier, un des signes les plus pratiques pour servir au diagnostic différentiel de l'herpès et du chancre, signe minutieux peut-être, mais très réel et très distinctif. Voici en quoi il consiste :

« Si vous examinez le contour d'un chancre, vous le trouvez représenté soit par un cercle d'un certain diamètre, soit par un ovale plus ou moins régulier, soit par une forme quelconque non géométrique, irrégulière.

« Si vous examinez au contraire le contour d'un large herpès, vous le voyez curieusement figuré par une série de circonférences incomplètes, ou du moins vous reconnaissez sur quelques points son contour de *petits segments de circonférence* très régulièrement dessinés.

« Cette disposition, cette forme *polycyclique* qu'affecte le pourtour de l'herpès n'est pas le fait du hasard ; elle tient à ce que la plaie totale de l'herpès résulte de la fusion de plusieurs petites plaies absolument circulaires ; elle ne se rencontre pas avec le chancre, où elle n'a pas de raison d'être, puisque le chancre se développe isolément et non en groupe; elle ne se rencontre pas plus avec aucune autre variété d'ulcération en sorte qu'elle est pathognomonique de l'herpès. »

Enfin et c'est là le meilleur des signes, il faut suivre l'*évolution de la lésion*. La guérison sera hâtive s'il s'agit d'un herpès et rien autre ne se produira ; s'il s'agit d'un chancre la cicatrisation sera plus longue dans la majorité des cas, enfin quelques semaines plus tard paraîtront les accidents généraux.

M. Fournier signale un véritable piège. « Ce piège c'est *la coexistence* possible des deux lésions que vous cherchez à distinguer, la coexistence de l'herpès et du chancre sur le même sujet, au même siège, dans le même temps. Coexistence possible, ai-je dit. Peut-être aurais-je mieux fait de dire coexistence fréquente ou assez commune.» M. Fournier cite ensuite des cas dans lesquels l'herpès a coïncidé avec une blennorrhagie, il rappelle la fréquence de l'herpès menstruel et il résume dans le tableau suivant, que nous lui empruntons, le diagnostic différentiel du chancre et de l'herpès.

DIAGNOSTIC DIFFÉRENTIEL DU CHANCRE SYPHILITIQUE ET DE L'HERPÈS.

(D'après FOURNIER).

	HERPÈS.	CHANCRE.
Trois signes différentiels presque constants......	1° Pas de retentissement ganglionnaire.	1° Adénopathie constante (indolente, dure, persistante, généralement poly-ganglionnaire.)
	2° Base souple, sans induration.	2° Base indurée.
	3° Contour polycyclique de l'érosion, constitué par des segments réguliers de petites circonférences.	3° Contours ne présentant jamais les segments réguliers de petites circonférences propres à l'herpès.
Évolution........	1° Limitation rapide.	1° Limitation moins rapide.
	2° Cicatrisation hâtive.	2° Cicatrisation plus lente en général.
Signes non constants de valeur moindre.......	1° Lésion prurigineuse (ardeur, feu local au début).	1° Lésion absolument indolente, aprurigineuse.
	2° Érosions habituellement multiples.	2° Lésion souvent unique, ou multiple à un degré moindre que l'herpès.
	3° Érosions d'étendue minime, souvent miliaires.	3° Lésion en général plus étendue que l'herpès.
	4° Érosions généralement plus superficielles que le chancre.	4° Lésion en général moins superficielle que l'herpès.

Cause d'erreur : Coïncidence possible de l'herpès et du chancre.

Nous avons longuement insisté sur ce diagnostic parce que, en médecine légale, il présente de réelles difficultés. Celles-ci avaient déjà été signalées en 1853 par Legendre (1)

(1) Legendre, *Mémoire sur l'herpès de la vulve* (*Arch. gén. de Médecine*, 3° série, 1853, t. II. p. 171).

à propos d'un cas de présomption de viol et son mémoire mérite d'être lu par les experts.

Le diagnostic entre l'herpès vulvaire et les plaques muqueuses est quelquefois tout aussi difficile. Je rapporte ici un exemple qui permettra d'apprécier en présence de quelles incertitudes un expert peut se trouver placé. Dans ce cas, la petite fille avait des ulcérations de la vulve, l'inculpé en avait une du gland, la petite fille était en pleine évolution dentaire et la muqueuse buccale était enflammée. On verra que nous avons dû procéder à des visites multiples et que nous avons invoqué les lumières de M. Alfred Fournier avant de pouvoir donner au juge d'instruction des conclusions définitives.

A. *Inculpation d'attentat à la pudeur commis le* 29 *octobre* 1878 *par le nommé H., âgé de vingt et un ans, sur la jeune S., âgée de six ans et demi.*

1er *Rapport. — Examen de la jeune S. le* 11 *novembre* 1878.

Cette petite fille âgée de six ans et demi est d'une intelligence très éveillée, elle est d'une constitution lymphatique, elle a une otorrhée chronique de l'oreille gauche. Elle n'aurait jamais eu d'autre maladie, elle n'en porte aucun signe actuellement appréciable.

On ne trouve sur le corps ni écorchure, ni ecchymose, ni contusion, ni éruption.

Les organes génitaux sont le siège d'une inflammation extrêmement vive. Toutes les parties sont tuméfiées, les grandes lèvres forment de chaque côté de la vulve un bourrelet ayant le volume de deux doigts. La tuméfaction et une rougeur vineuse s'étendent jusqu'à l'anus et la partie moyenne de la fesse gauche. Du prépuce du clitoris à l'anus on trouve sur ce bourrelet œdémateux neuf papules un peu dures, dont chacune a la largeur d'une grosse lentille assez saillante. Leur couleur est d'un rouge plus vif que celle des parties sur lesquelles elles reposent. Elles ne fournissent aucune sécrétion. Elles ne sont pas ulcérées.

Les petites lèvres déplissées par le gonflement du tissu cellulaire sous-jacent font partie du bourrelet des grandes lèvres. Le clitoris est tuméfié. L'orifice de l'urèthre est rouge et sensible au toucher. L'hymen n'est pas déchiré, les bords de son orifice sont un peu gonflés.

Toutes ces parties sont le siège d'une sécrétion muqueuse, visqueuse, opaline, non purulente. Ces mucosités en se desséchant forment des croûtes jaunâtres, petites, qui constituent une ligne chassieuse sur le bord des grandes lèvres au point où cesse leur contact.

La miction et la défécation sont douloureuses. La marche est difficile.

Les ganglions des aines sont gonflés, un peu douloureux à la pression. Dans l'aine gauche on trouve un énorme ganglion qui a le volume d'une grosse noisette.

Au moment de mon examen la jeune S. n'a pas de fièvre, la grand'mère, madame M..., nous affirme que depuis quelques jours elle en a un peu vers le soir.

2. — *Visite du 25 novembre* 1878. — La santé générale de l'enfant ne paraît pas mauvaise.

Le gonflement des parties génitales a un peu diminué, la rougeur de la fesse gauche a disparu. Les grandes lèvres forment encore un bourrelet assez volumineux. Les papules saillantes se sont ulcérées. On compte douze petites ulcérations, dont l'antérieure occupe le repli préputial gauche du clitoris et correspond par superposition à une ulcération analogue placée sur le clitoris, la plus reculée siège sur la marge de l'anus. Deux des ulcérations intermédiaires gauches sont appliquées sur deux ulcérations correspondantes de la grande lèvre droite.

Ces ulcérations ont de 7 à 8 millimètres de diamètre, elles sont couvertes d'un enduit pultacé blanchâtre. Elles sont très superficielles, leur bord fait une légère saillie un peu rénitente sur le niveau des tissus sur lesquels elles reposent.

Les autres parties de la vulve ont conservé leurs caractères inflammatoires, rougeur, gonflement. La douleur semble moins intense.

Les sécrétions sont devenues franchement purulentes.

Les ganglions des aines restent gonflés, le gros ganglion de l'aine gauche paraît aussi volumineux.

Sur la peau du ventre, dans sa partie inférieure, on constate quelques plaques rougeâtres, arrondies, ayant un ou deux centimètres de diamètre, recouvertes par quelques fines écailles d'épiderme, furfuracées en voie de desquamation. Elles ne sont entourées d'aucune érosion ou écorchure qui puisse faire supposer qu'elles provoquent des démangeaisons. On ne note rien de semblable sur les autres parties du corps.

Sur la voûte du palais on constate la présence d'une éruption papuleuse rougeâtre, formée par de très petites plaques dont la saillie est appréciable au doigt. Les gencives sont rouges. La muqueuse du pharynx ne présente rien d'anomal. il faut noter qu'en ce moment quatre grosses dents sont sur le point de sortir des gencives.

Les ganglions sous-maxillaires et ceux de la région postérieure du cou ne sont pas tuméfiés.

On ne constate aucune éruption dans le cuir chevelu.

Conclusion. — En présence de ces lésions dont les caractères et l'évolution s'écartent notablement de ceux que l'on rencontre dans les affections syphilitiques, j'ai l'honneur de prier M. le juge d'instruction de vouloir bien m'adjoindre un de mes collègues dont l'expérience en syphiliographie puisse m'aider à préciser la valeur des signes constatés.

M. le juge d'instruction voulut bien m'adjoindre M. Fournier.

2ᵉ Rapport. — Visite du nommé H., âgé de 21 ans. — Visite du 24 novembre 1878. Cet homme, d'une bonne constitution, vigoureux, ne présente les signes d'aucune maladie ancienne ou récente des poumons, du cœur ou des centres nerveux.

On ne trouve sur son corps aucune trace de violence.

Les organes génitaux sont bien conformés. La verge a un volume normal, le gland est à demi recouvert par le prépuce.

Sur la face dorsale du gland, on trouve une ulcération ayant 8 millimètres d'avant en arrière sur 6 à 7 transversalement, à bords peu saillants, couverte d'une fausse membrane blanchâtre, d'apparence pultacée ; pressée entre les doigts on ne constate pas d'induration franche, cependant la muqueuse qui la porte n'est pas souple. L'inculpé nous dit qu'il y a deux ou trois jours elle a été cautérisée à l'aide d'un crayon, que nous pensons être un crayon de nitrate d'argent.

Dans les deux aines on trouve quelques ganglions indolents.

La peau ne présente aucune éruption. L'amygdale gauche est un peu volumineuse et l'épithélium de son bord interne est légèrement opalin.

L'anus n'est pas déformé, il n'est entouré d'aucune rougeur anomale.

Conclusion. — Une seconde visite sera nécessaire pour déterminer la nature de la lésion qui siège sur le gland.

3ᵉ Rapport par les docteurs Fournier et Brouardel, visites des 8 et 9 décembre 1878. — 1° *Examen de H., âgé de 21 ans.* La santé générale de l'inculpé paraît excellente.

L'ulcération du gland décrite dans le précédent rapport est actuellement cicatrisée. La cicatrice forme une végétation lenticulaire à large pédicule, occupant toute l'étendue de l'ulcération ancienne ; sa surface est arborescente. Les tissus sous-jacents ne sont pas indurés.

La peau, les muqueuses, l'orifice de l'anus ne sont le siège d'aucune éruption.

Il n'y a pas d'adénopatie inguinale ou cervicale.

Conclusions. — 1° La cicatrisation de l'ulcération du gland est aujourd'hui complète.

2o Les caractères de la cicatrice, l'absence d'induration des tissus sous-jacents prouvent que cette ulcération n'était pas de nature syphilitique, qu'elle n'était pas un chancre induré.

3° Cette lésion, qui consiste aujourd'hui en une végétation simple, a succédé soit à une éruption d'herpès génital dont les premières phases n'ont pas été observées, soit à une érosion quelconque, traumatique ou inflammatoire.

4° H. n'est atteint d'aucune affection vénérienne syphilitique ou blennorrhagique, ancienne ou récente.

2° — *Examen de la jeune S., âgée de six ans et demi.* — La santé générale de l'enfant paraît excellente. Cette petite fille n'accuse plus de douleur pendant la marche, la défécation ou la miction.

L'inflammation de la vulve a complètement disparu. L'hymen est intact. Les grandes lèvres, les petites lèvres ont repris leur volume normal. Seul, le clitoris reste un peu volumineux. Les parties génitales ne sont plus le siège d'aucune sécrétion muqueuse ou purulente.

Les ulcérations décrites par l'un de nous dans un précédent rapport, sont complètement cicatrisées. Dans les points qu'elles occupaient, on note la présence de macules d'un rouge vineux, ne faisant pas de saillie ; à leur niveau les tissus ont repris leur souplesse.

Les ganglions des aines ne sont plus douloureux ; ils sont à peine plus volumineux que dans leur état normal. Le gros ganglion de l'aine gauche a disparu.

Sur la peau du corps, sur les muqueuses, sur celles du voile du palais notamment, on ne trouve plus aucune espèce d'éruption.

Les quatre grosses dents en voie d'évolution n'ont pas encore percé les gencives.

Conclusions : 1° La jeune S. n'est pas déflorée ;

2° Elle n'est atteinte d'aucune affection vénérienne, syphilitique ou blennorrhagique ;

3° L'inflammation de la vulve, les ulcérations constatées dans les visites des 11 et 23 novembre, les macules qui leur ont succédé, sont le résultat d'une éruption herpétique des organes génitaux ;

4° Cette inflammation herpétique peut avoir été provoquée par un traumatisme ou avoir succédé à une inflammation vulvaire spontanée ;

5° L'éruption herpétique paraît, d'une part, avoir été plus intense et plus confluente que d'ordinaire, et d'autre part avoir pris des caractères ulcéreux peu communs, ce qui peut être dû à la constitution lymphatique de l'enfant ;

6° Aucune relation de cause à effet ne nous semble pouvoir être établie entre la lésion observée sur H. et l'herpès observé chez la jeune S.; car, d'une part, il n'est pas démontré que la lésion observée sur H. ait été de nature sûrement herpétique et d'autre part la contagion de l'herpès d'un sujet à un autre est un fait sinon absolument repoussé par la science contemporaine du moins non encore établi ;

7° L'éruption papuleuse du voile du palais, signalée dans la visite du 23 novembre, la rougeur des gencives, résultent du travail de dentition actuellement encore en évolution.

Dans ce cas le diagnostic était rendu difficile par la lésion que l'inculpé portait sur le gland, — c'était probablement un herpès cautérisé (1) — et par la confluence et l'ulcération des plaques de la vulve chez la jeune S.

Nous devons ajouter que bien que ces éruptions herpétiques puissent naître spontanément elles semblent assez souvent résulter d'attouchements chez les petites filles ou chez les jeunes filles un peu plus âgées de rapports sexuels répétés.

B. Nous rapportons ici une expertise intéressante parce que l'inculpé phthisique, mais n'ayant aucune maladie contagieuse fit des aveux. Il reconnut que le 4 ou le 5 janvier 1882 il avait pratiqué sur cette petite fille âgée de 10 ans 1/2, des attouchements à la main et deux fois avec la verge. L'inflammation vulvaire fut reconnue par la mère dès le 7 ou le 8 janvier.

1° *Examen de la jeune C. le 30 janvier* 1882. — La jeune C., Alexandrine, est âgée de 10 ans 1/2. Cette jeune fille n'est pas très grande pour son âge, mais elle paraît assez vigoureuse. Sa mère qui l'accompagne nous déclare que sa fille n'aurait jamais eu de maux d'yeux, d'écoulement par les oreilles, mais elle aurait eu beaucoup de gourme dans les cheveux. Cette jeune enfant n'aurait jamais eu de pertes blanches et aurait toujours joui d'une bonne santé.

L'attentat dont elle aurait été victime remonterait au commencement du mois de janvier. Vers le 7 ou le 8 janvier la mère se serait aperçue que la chemise de son enfant était

(1) Voyez l'excellente description de *l'herpès récidivant des parties génitales* du Dr Doyon (Paris, 1868). Nous ne ferons qu'une seule réserve aux opinions de notre collègue. Pour lui l'herpès est toujours précédé par une affection vénérienne, ancienne ou récente. C'est pour nous une affirmation trop absolue. Comme médecin de Sainte-Barbe nous avons eu à soigner deux jeunes gens âgés l'un de 15, l'autre de 16 ans, atteints d'herpès récidivant et jusque-là complètement indemnes d'affection vénérienne antérieure.

tachée par un écoulement jaune verdâtre et sa fille se serait plainte de douleurs pendant la miction et la marche. Ces douleurs auraient complètement disparu aujourd'hui, l'écoulement persisterait encore mais serait moins abondant.

Actuellement nous constatons la présence des ganglions sous maxiliaires légèrement tuméfiés; la gorge est saine, elle n'est le siège d'aucune inflammation.

Les organes génitaux sont normalement conformés. La membrane hymen est intacte, épaisse et blanche, son orifice est central, très étroit et en forme de croissant. Le clitoris est un peu volumineux et l'on constate aux deux aines de petits ganglions nombreux et indolents.

Le canal de l'urèthre est sain. La muqueuse est le siège d'une secrétion mucopurulente épaisse et peu abondante. Les parties sexuelles paraissent avoir été le siège d'une inflammation plus intense et presque guérie aujourd'hui et nous constatons sur la face externe des grandes lèvres deux groupes de petites croûtes noirâtres, séparées par des parties saines analogues à celles que laissent les éruptions d'herpès.

L'anus a son aspect normal.

La chemise que porte cette enfant et que la mère nous déclare lui avoir donnée blanche avant d'amener sa fille, présente actuellement quelques petites taches de couleur verdâtre.

L'intelligence de la jeune C. paraît très peu développée.

Conclusions. — 1º La jeune C., Alexandrine, n'est pas déflorée;

2º Elle porte actuellement autour de la vulve et sur la face externe des grandes lèvres des petites croûtes paraissant avoir succédé à une éruption d'herpès;

3º Ces éruptions naissent spontanément, ou quelquefois après un choc, leur contagion possible n'est pas démontrée, elles s'accompagnent en général d'une inflammation vulvaire ;

4₀ La jeune C. n'est atteinte actuellement d'aucune affection vénérienne syphilitique ou blennorrhagique.

Ces éruptions herpétiques des organes génitaux uniques, groupées ou confluentes, polycycliques comme les appelle M. Fournier, nous ont paru souvent liées à des violences plus ou moins répétées pratiquées sur les organes génitaux. Nous les avons constatées dans notre service d'hôpital chez des jeunes femmes atteintes de blennorrhagie. Enfin il ne faut pas oublier qu'elles surviennent parfois pendant la grossesse.

La *vulvite aphtheuse* et la gangrène de la vulve qui en est souvent la conséquence, provoquent également des expertises médico-légales. Celles-ci ne seraient pas en général bien difficiles, si des certificats émanant de médecins peu experts dans les maladies des enfants ne venaient compliquer la question médico-légale. En général, ils voient dans ces ulcérations des lésions syphilitiques ou si la gangrène est déjà survenue, ils trouvent dans la gravité des lésions, la preuve de violences exercées avec une sorte de fureur.

Il semble que ce soit d'un cas semblable que Toulmouche a donné la relation sous le nom d'ecthyma des grandes lèvres (1).

Je ne saurais mieux faire que d'emprunter au professeur Parrot la description de la vulvite aphtheuse, telle qu'il l'a observée à l'hôpital des Enfants Assistés (2).

« Le mal, dit M. Parrot, a un siège constant qui est la « vulve ; mais il n'y reste pas nécessairement limité, et assez « souvent on le voit s'étendre aux régions voisines, c'est-à- « dire : au perinée, au pourtour de l'anus, aux sillons génito

(1) Toulmouche, *Ann. d'Hyg. et de Méd. lég.*, 1864. 2ᵉ série, t. XXII, p. 332.

(2) Porrot, *Revue de médecine,* 1881, p. 177.

« cruraux et aux aines. » Il siège principalement sur les grandes lèvres.

« Au début, l'affection consiste en de petites plaques
« arrondies, ou pour mieux dire demi-sphéroïdales, blan-
« châtres ou d'un blanc gris. Elles ont un diamètre de un à
« trois ou quatre millimètres... Elles ont une grande res-
« semblance avec les aphthes buccaux, le tégument est en gé-
« néral peu modifié ; cependant on y constate parfois une
« teinte légèrement rosée ou violette et un peu de tuméfac-
« tion. Chez quelques sujets la cuticule ayant disparu, les
« vésicules reposent sur une surface d'un rouge vif et un peu
« suintante. Elles sont parfois confluentes, etc. »

Puis ces petites plaques se creusent, s'ulcèrent, lorsque le traitement n'est pas approprié, les ulcérations s'étendent et deviennent gangreneuses.

Ce sphacèle s'étend avec rapidité et envahit la vulve, le périnée, les plis génito-cruraux, l'anus.

Presque toujours, quatre fois sur cinq, cette éruption aphteuse survient en même temps qu'une autre maladie, principalement la rougeole.

Récemment un cas qui semble calqué sur ceux qu'a publiés M. Parrot, a donné lieu à une enquête médico-légale. L'enfant sortait de l'hospice des Enfants-Assistés. Un médecin avait déclaré que les lésions résultaient de la violence des attentats commis sur cette petite fille. Les journaux s'appuyant sur ce certificat avaient porté contre le personnel de cet hospice les plus graves accusations. Le médecin ajoutait que la membrane hymen avait complètement disparu, que le viol était complet, chez cette petite fille de 25 mois ! Or, la membrane hymen était intacte, son orifice punctiforme ; l'affection aphteuse s'était développée au début d'une rougeole et avait pris la forme gangreneuse, probablement sous l'influence de cette fièvre éruptive.

Voici la copie du rapport que nous avons remis à ce sujet :

2° *Examen le* 27 *décembre* 1882.—La jeune Lucie G., âgée de deux ans et un mois, est entrée à l'hôpital des Enfants-Malades, rue de Sèvres, le 20 décembre 1882. Avant son admission à cet hôpital cette enfant a été placée au dépôt des Enfants-Assistés le 25 novembre et en est sortie le 9 décembre pour être rendue à sa mère, qui était en traitement, pendant ce temps, à l'hôpital Necker.

D'après les renseignements qui nous ont été fournis par M. le Directeur du dépôt des Enfants-Assistés, la jeune Lucie G. n'aurait pas été malade pendant son séjour au dépôt. Mais on a remarqué qu'elle était triste, pleurait souvent, réclamait sa mère, ne s'amusait avec aucun autre enfant. Elle aurait été rendue sur sa demande à sa mère, à l'hôpital Necker, par une fille de service.

La mère de l'enfant G. à qui nous avons demandé des détails sur l'état de santé de sa fille, depuis sa sortie du dépôt, le 9 décembre jusqu'au jour de son admission à l'hôpital des Enfants-Malades, le 20 décembre, nous déclare que sa fille aurait toujours eu une excellente santé, et qu'elle n'aurait jamais eu d'accidents scrofuleux, tels que maux d'yeux, glandes du cou, écoulement d'oreilles, etc.

Lorsque sa fille lui aurait été rendue, le 9 décembre elle était pâle, triste, maussade et marchait difficilement. En quittant l'hôpital et avant de prendre le tramway pour rentrer chez elle, la mère aurait retiré la couche de sa fille, qui était complètement mouillée par l'urine, mais elle n'aurait pas examiné les parties génitales. Aussitôt arrivée à son domicile, madame G. aurait couché sa fille. Pendant toute la nuit cette enfant aurait crié, se plaignant de vives douleurs aux organes génitaux, et ce n'aurait été que le lendemain, 10 décembre, que la mère examinant son enfant, aurait constaté que les différentes parties de la vulve étaient rouges, enflammées, tuméfiées et présentaient quelques petits boutons.

Le surlendemain 11 décembre, la jeune Lucie G., aurait été conduite auprès du Dr V... et soignée chez ses parents jusqu'au 20 décembre, jour de son admission à l'hôpital. Le 15 décembre, il serait survenu une rougeole caractérisée par son éruption et une toux assez vive.

A son entrée aux Enfants-Malades, la jeune Lucie G. présentait une eschare des grandes lèvres, s'étendant sur les côtés jusqu'aux plis génito-cruraux, en avant jusqu'au pénil et en arrière jusqu'à l'orifice de l'anus. Trois ou quatre jours plus tard cette eschare serait tombée mettant à nu une plaie de la même étendue.

Actuellement, nous trouvons la jeune Lucie G. couchée dans un des lits de la salle Sainte-Appoline. Les traits de sa figure n'ont pas d'expression douloureuse et son état général serait, du reste, bien amélioré depuis quelques jours, quoiqu'elle ait eu une légère angine quarante-huit heures avant notre visite. Nous constatons au niveau des organes génitaux une plaie ayant pour centre l'orifice de la vulve, s'étendant de chaque côté et présentant une étendue de dix centimètres carrés environ. Cette plaie bourgeonnante est dans un parfait état de propreté. Les bords sont taillés à pic. Les limites de la lésion sont absolument symétriques. Quoique s'étendant en arrière jusqu'à l'anus, les fibres du sphincter externe sont parfaitement intactes. Au milieu de cette plaie se trouve l'orifice du vagin au-devant duquel on voit intacte et saillante la membrane hymen. Son orifice est punctiforme.

L'anus a son aspect normal.

Conclusions : 1° La jeune Lucie G. n'est pas déflorée ;

2° Cette jeune fille a été atteinte d'une vulvite aphtheuse. Cette affection survient surtout chez les petites filles qui vivent agglomérées comme dans les hôpitaux, écoles, ateliers ;

3° Les cas de gangrène des organes génitaux observés

chez les petites filles par M. le professeur Parrot, médecin
de l'hospice des Enfants-Assistés se sont montrés presqu'ex-
clusivement lorsque, chez une petite fille atteinte de vulvite
aphtheuse, survenait une rougeole.

4o Les caractères de la lésion observée chez la jeune G.
sont ceux d'une gangrène spontanée survenant dans le cours
d'une vulvite aphtheuse. Cette gangrène n'est pas le résultat
d'une violence;

5o La guérison, s'il ne survient aucune complication, sera
complète dans cinq ou six semaines.

On croirait plus difficilement que la *vulvite diphthéritique*
puisse donner lieu à des erreurs analogues. Bien que j'aie
cinq observations dans lesquelles des médecins ont cru pouvoir affirmer que cette vulvite était d'origine traumatique, je
n'en produirai qu'une seule, je pense qu'elle suffira pour
rappeler aux médecins que la vulvite diphthéritique est une
des manifestations assez fréquentes de cette maladie infec-
tieuse.

Voici la copie du certificat du médecin, qui eut pour conséquence une exhumation, huit jours après la mort de
l'enfant.

Certificat du Dr V. : « Je certifie que Elisa D. est décédée
atteinte de diphthérite le 28 décembre.

« Mais deux jours auparavant j'avais constaté sur les lèvres
(parties génitales) une inflammation très grande, d'où vulvite
très douloureuse pour la petite fille. Cette vulvite avait produit deux jours après de petites ulcérations indiquant une
contamination probable à la suite d'attouchements d'une autre
personne. »

Exhumation le 5 janvier 1883. Autopsie par le Dr Brouardel.

Dans un cercueil en sapin, portant sur la face supérieure
une petite plaque de plomb, sur laquelle se trouve l'inscrip-

tion suivante : III. 1869. 1882, nous trouvons, enveloppé dans un drap, le corps d'une petite fille paraissant âgée de 2 ans 1/2 habillé avec une chemise, une petite robe tricot, bas blancs et un bonnet.

Le cadavre mesure une longueur totale de 99 centimètres, la putréfaction est à peine commencée. La rigidité cadavérique a complètement disparu.

On ne constate sur le corps aucune trace de violence.

La muqueuse de la vulve est couverte de fausses membranes très manifestes et qui se détachent facilement. Les grandes lèvres sont tuméfiées. Au bas de la vulve, au niveau de la fourchette la muqueuse est à nu présentant quelques petites ulcérations, comme cela se voit lorsque les fausses membranes diphthéritiques se détachent. La membrane hymen de forme annulaire est intacte.

Les os du crâne ne sont pas fracturés. Le cerveau est sain et se décortique très bien ; sur le voile du palais, les amygdales et la luette, on trouve de nombreuses fausses membranes recouvrant également les plis aryténo-épiglottiques, et s'étendant dans la trachée et les premières bronches.

L'œsophage est sain.

Les poumons ne présentent pas d'adhérences pleurales ; ils sont sains, sont tachés à leur surface par quelques suffusions sanguines et par des ecchymoses souspleurales séparées par des plaques d'emphysème sous pleural.

Sur le cœur on constate quelques ecchymoses sous-péricardiques. Le cœur contient un peu de sang coagulé. Les valvules sont saines.

L'estomac est sain.

Le foie et la rate sont également sains.

Les reins sont sains et se décortiquent très facilement.

L'utérus et les intestins sont sains.

Conclusions. 1° La mort a été le résultat d'une diphthérie laryngo-trachéo pulmonaire.

2° Le cadavre ne présente aucune trace de violence.

3° La membrane hymen est intacte.

4° La vulvite est de nature diphthéritique. Cette localisation secondaire de la maladie à laquelle la jeune D. a succombé, est très fréquente. Cette complication est décrite dans les livres classiques. Elle a pour caractère l'envahissement de la muqueuse par les fausses membranes et l'apparition de petites ulcérations quand les fausses membranes se détachent.

5° Aucune lésion ne permet donc de soupçonner que cette petite fille ait subi des attouchements ou des violences portant sur les organes génitaux.

Il nous reste à signaler une dernière variété d'ulcération de la vulve que M. Fournier décrit sous le nom de *vulvite érosive.* Le plus souvent la vulvite, quelle que soit sa nature, détermine seulement des érosions desquamatoires, l'épiderme ou l'épithélium seul est enlevé, mais parfois les lésions sont plus discrètes, plus creuses, d'un rouge vif ou d'un gris pultacé, dans ces cas elle peuvent en imposer pour un chancre.

A l'appui de cette affirmation M. Alfred Fournier rapporte le cas suivant que je transcris *in extenso,* l'expérience des médecins qui l'observèrent prouvera que l'hésitation serait permise à des experts moins autorisés (1).

« Un cas qui s'est présenté à nous, ici même, l'année dernière, est un exemple frappant de cette variété de vulvite ulcéreuse *chancriforme.* Je tiens à vous citer ce cas et à vous le citer avec détails, car il est instructif à deux points de vue. Non seulement il vous montrera, que des ulcérations simples, inflammatoires, peuvent accidentellement revêtir la physionomie du chancre ; mais, de plus, il vous convaincra inci-

(1) Alfred Fournier, *loc. cit.,* p. 263.

demment de l'excessive réserve qui doit présider au diagnostic *médico-légal* de cet accident.

« Une jeune enfant de six ans est conduite à cet hôpital et nous est présentée comme affectée de « chancres syphilitiques ». Un attentat a été commis sur elle, nous dit-on, par un individu qui vient d'être écroué à Mazas.

« Nous examinons avec soin cette enfant, et nous constatons ceci : d'abord, vulvite intense (grandes lèvres tuméfiées, grosses comme des quartiers d'orange, œdémateuses, rouges, endolories ; suppuration abondante, etc.) ; de plus, intertrigo érosif des régions péri-vulvaires (plis génito-cruraux, face supéro-interne des cuisses, régions inguinales) ; — enfin, et ceci est le plus intéressant, sur l'une des grandes lèvres trois ulcérations, l'une de l'étendue d'une amande d'abricot, les deux autres larges et circulaires comme une lentille. Ces lésions sont grisâtres et couenneuses ; elles entament superficiellement le derme ; elles sont plates de fond, et la surface même de deux d'entre elles est un peu saillante, un peu papuleuse ; elles sont indolentes par elles-mêmes ; leur base, enfin, est assez résistante. — Comme dernier renseignement, adénopathie assez fortement accusée dans les deux aines, où se trouvent plusieurs ganglions, libres, indépendants, roulant sous le doigt, gros comme de petites noisettes, à peine douloureux.

« En face de cet ensemble symptomatologique, j'avoue que, d'emblée et sans hésitation, je me rangeai à l'avis du premier médecin qui avait examiné l'enfant, et je diagnostiquai : *Vulvite avec chancres syphilitiques.* — L'expert commis par le tribunal, M. G. Bergeron, visita la petite malade le lendemain, et posa exactement le même diagnostic que moi.

« Or, on demandait un rapport médico-légal. Le juge d'instruction réclamait (comme d'usage) une affirmation immédiate.

« L'hésitation, je vous le répète, ne me paraissait guère possible, tant les choses se présentaient simplement. Toutefois, en vertu d'un principe formellement arrêté par moi comme règle de conduite en pareil cas, — principe que je vous exposerai en son temps et que je légitimerai pleinement à vos yeux, je l'espère, — je refusai de signer le certificat qu'on réclamait de moi administrativement, et je fus assez heureux pour faire partager mon refus par l'expert. D'un commun accord nous voulûmes attendre et nous attendîmes.

« Et bien nous en prit, messieurs, de n'avoir pas précipité notre jugement et de n'avoir pas, par l'affirmation d'un diagnostic qui paraissait cependant bien évident, aggravé la terrible situation du prévenu. Qu'advint-il en effet ? C'est d'abord que, sous l'influence de quelques soins et en quelques jours, la vulvite et l'intertrigo disparurent ; c'est ensuite que l'adénopathie polyganglionnaire (cette adénopathie que nous avions prise pour une pléiade) se dissipa comme par enchantement, dès que l'inflammation vulvaire eut cédé ; c'est enfin que les chancres ou les prétendus chancres se mirent à se déterger, à se réparer avec une rapidité plus que suspecte, et se cicatrisèrent en une huitaine. Et au delà ? Et plus tard ? Au delà, plus tard, *rien ne se produisit.* La syphilis que nous avions prévue tout d'abord, mais que déjà nous n'attendions plus, ne se manifesta pas, pour la bonne raison qu'elle n'avait pas à se manifester. Plusieurs mois l'enfant resta sous nos yeux dans cet hôpital, quotidiennement et minutieusement inspectée par nous. Pas le plus léger signe d'infection ne se révéla sur elle ! — Et d'autre part, pour en finir avec cette histoire, les charges qui primitivement s'étaient élevées contre le prévenu furent reconnues, paraît-il insoutenables ; les poursuites furent abandonnées pour des raisons extra-médicales que je n'ai pas à vous dire ; bref, la conclusion de toute cette affaire fut que, très certainement, l'enfant n'avait jamais été atteinte que d'une *vulvite simple, spontanée,* ne résultant en rien d'un viol, vulvite de forme ulcéreuse et à ulcération simulant d'aspect le chancre syphilitique.

« Donc, nous nous étions tous trompés, et trompés radicalement, absolument, trompés sans hésitation, sans arrière-pensée d'une erreur possible, trompés dans un cas qui nous semblait très simple, dans un cas où l'affirmation immédiate d'une syphilis nous paraissait aussi certaine qu'élémentaire. Ces prétendus chancres n'étaient pas des chancres; ce que nous avions pris comme tels n'étaient que des ulcérations inflammatoires de vulvite, et de vulvite simple, spontanée !

« Une telle erreur commise par des médecins attentifs et habitués à ce genre de diagnostic est instructive à divers titres. Loin de la taire, loin de la dissimuler, j'ai considéré comme un devoir de m'en accuser, de la faire connaître, et nous nous sommes promis, M. Bergeron et moi, de la publier. C'est qu'en effet elle comporte deux enseignements :

« 1° Elle démontre d'abord qu'en certains cas des lésions simples, purement inflammatoires, peuvent prendre à ce point le masque, le cachet du chancre, qu'elles s'imposent comme chancres à l'observateur.

« 2o Elle témoigne de plus que le diagnostic médico-légal du chancre ne doit pas être institué sur la constatation seule d'une lésion réputée chancre, mais bien sur un ensemble de signes se confirmant les uns les autres, sur une évolution *totale* et complète, évolution comprenant comme premier terme le *chancre*, accident initial de la maladie, et comme second terme plus probant et plus essentiel, les *manifestations diathésiques secondaires*, survenant à point nommé, à échéance fixe et significative. »

M. Alfred Fournier termine ainsi :

« Aussi, Messieurs, vous disais-je il y a quelques instants que je m'étais imposé, comme règle de conduite invariable et inflexible, de ne *jamais diagnostiquer* le chancre par le chancre, alors que de mon diagnostic pouvait dériver une appli-

cation médico-légale. Appelé en justice pour un cas semblable à celui dont je viens de vous entretenir, je me refuserais
absolument à formuler une opinion, si je n'avais, pour légitimer mon jugement, qu'une lésion locale, cette lésion me
semblât-elle le chancre le plus typique, le plus accompli.
Je demanderais à attendre ; je voudrais voir ce qui va suivre ;
car, instruit par l'expérience, je sais qu'on peut se laisser
abuser par les cas les plus simples en apparence ; car je me
suis assez trompé de fois en face du chancre syphilitique
pour ne plus m'exposer devant un tribunal au risque d'une
erreur pouvant compromettre un prévenu. C'est là, du reste,
un point sur lequel je compte revenir, comme *morale* de tout
cet exposé, dans le cours de notre conférence d'aujourd'hui. »

M. Alfred Fournier conclut donc comme nous : ne pas se
décider sur un premier examen, et *savoir attendre*, c'est le
seul moyen de ne pas échouer sur un des nombreux écueils
que nous avons signalés dans cette étude.

DISCUSSION

M. DE BEAUVAIS demande à M. Brouardel s'il a signalé
dans son travail la vulvite catarrhale des petites filles et les
moyens de la différencier avec la vulvite blennorrhagique.

M. BROUARDEL répond qu'il pense qu'il est extrêmement
difficile de faire ce diagnostic. Il faut attendre et observer
la maladie le temps nécessaire avant de se prononcer. Il vaut
mieux répéter plusieurs fois l'examen que de faire condamner
un innocent. Même après plusieurs examens il est souvent
impossible de statuer.

M. DESCOUST demande à M. Brouardel quel sens exact il
donne au mot de *vulvite traumatique*.

M. BROUARDEL répond que toutes les vulvites résultant de
traumatismes et d'attouchements rentrent dans cette catégorie, sans éveiller forcément l'idée d'attouchements violents.

M. LUNIER pense qu'il y a des inconvénients à appliquer le
mot de *vulvite traumatique* à des affections reconnaissant

des causes diverses et impliquant l'idée d'une violence. Le mot de *vulvite de cause externe* conviendrait mieux.

M. Brouardel fait remarquer qu'il n'a pas inventé ce terme et qu'il est prêt à lui en substituer un meilleur.

M. Masbrenier fait remarquer que l'herpès à récidives est souvent la conséquence d'affections vénériennes ; c'était du moins l'opinion de Bazin.

M. Hemey pense que l'herpès à répétitions s'observe souvent chez les sujets atteints de diathèse arthritique.

A propos des vulvites eczémateuses la même réflexion peut être faite et ces affections peuvent très facilement être confondues avec la vulvite blennorrhagique.

M. de Beauvais rapporte plusieurs cas d'herpès récidivant des parties génitales survenus chez des individus n'ayant jamais eu aucune affection vénérienne.

TABLE DES MATIÈRES

Pages